DIAGNOSTIC

DES

ABCÈS DU SINUS MAXILLAIRE

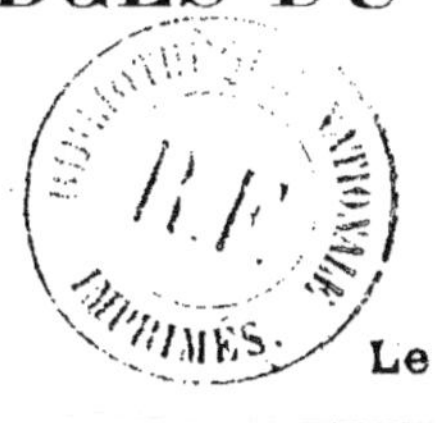

PAR

Le Dr Charles LUCIUS

ANCIEN EXTERNE DES HÔPITAUX DE PARIS
MÉDAILLE DE BRONZE DE L'ASSISTANCE PUBLIQUE

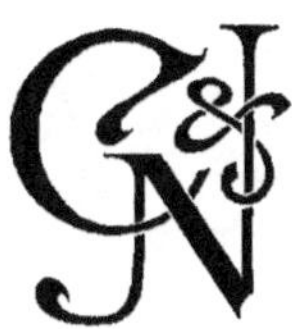

PARIS

GEORGES CARRÉ ET C. NAUD, ÉDITEURS

3, RUE RACINE, 3

—

1898

DIAGNOSTIC

DES

ABCÈS DU SINUS MAXILLAIRE

PAR

Le Dr Charles LUCIUS

ANCIEN EXTERNE DES HÔPITAUX DE PARIS
MÉDAILLE DE BRONZE DE L'ASSISTANCE PUBLIQUE

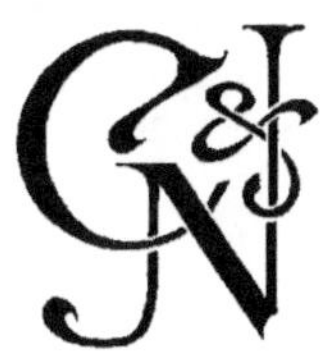

PARIS

GEORGES CARRÉ ET C. NAUD, ÉDITEURS

3, RUE RACINE, 3

—

1898

A LA MÉMOIRE DE MON PÈRE

A MA MÈRE

A TOUS LES MIENS

AVANT-PROPOS

Au cours de nos études médicales, nous avons maintes fois constaté combien il était difficile d'affirmer l'existence d'un abcès du sinus maxillaire, et combien, parmi les symptômes dits classiques de cette affection, il s'en trouvait peu pour nous renseigner, mais beaucoup plus au contraire pour nous égarer dans notre diagnostic.

Parmi les divers abcès du sinus observés, les uns guérissaient subitement, les autres plus lentement : d'autres enfin le plus souvent tendaient à devenir chroniques : et cependant les symptômes par lesquels ils se révélaient semblaient identiques.

Nous nous sommes demandé alors si l'étude approfondie de chacun de ces nombreux signes ne contribuerait pas à rendre moins difficile le diagnostic de cette affection.

En outre, les travaux récents publiés sur la question et les nouveaux procédés d'investigation dont nous disposons à l'heure actuelle nous ont donné l'idée de faire un modeste travail destiné à fournir quelques indications dans la recherche des abcès du sinus maxillaire.

Dans un premier chapitre nous étudierons l'anatomie de cette région.

Analysant ensuite la symptomatologie de l'affection afin de mettre en relief les signes qui nous paraissent les plus importants, nous examinerons les divers procédés en usage pour le diagnostic des abcès du sinus.

Ces derniers étant reconnus, nous rechercherons les causes qui les ont provoqués, de façon à instituer un traitement rationnel qui fera l'objet de notre dernier chapitre.

Mais avant de commencer ce travail, ce n'est pas sans un sentiment de profonde gratitude que nous tournons les yeux vers le passé, et il nous est bien doux de nous acquitter ici envers tous nos maîtres d'une dette de reconnaissance.

M. le Dr Perier, dont nous avons été l'externe, nous a sans cesse éclairé de ses conseils, nous guidant dans nos études de sa bienveillante affection. Nous ne saurons jamais trop lui exprimer la profonde vénération que nous avons pour lui.

Que M. le Pr Raymond, dans le service duquel nous avons étudié les maladies du système nerveux, reçoive tous nos remerciements. Nous n'oublierons pas ses magistrales leçons de la Salpêtrière et les nombreux moyens d'étude qu'il met à la disposition de ses élèves.

Nous avons eu le très grand honneur d'accomplir une année d'externat dans le service de M. le Pr Bouchard. L'enseignement rigoureusement scientifique de ce maître nous a été déjà et nous sera encore d'un grand profit au cours de notre carrière : nous songerons toujours à lui avec un sentiment de profonde reconnaissance.

M. le Dr Vaquez nous a permis d'étudier avec profit le diagnostic si difficile des affections cardiaques : nous ne saurions trop le remercier de toute la bienveillance qu'il nous a témoignée pendant l'année passée dans son service.

Nous sommes particulièrement reconnaissant à M. le Dr Widal de tout l'affectueux intérêt qu'il n'a cessé de nous porter au cours de nos études.

Que MM. les Drs Picqué et Rochard reçoivent aussi l'expression de notre profonde gratitude.

Nous avons eu à deux reprises comme interne, dans les services où nous étions externe, M. le Dr Dufour, chef de clinique des maladies mentales : qu'il nous permette de le remercier de la sincère amitié qu'il nous a toujours prodiguée.

M. le Dr Frey a bien voulu nous donner des observations fort intéressantes concernant le sujet de notre thèse et des renseignements fort utiles au point de vue stomatologique : nous sommes bien heureux de l'assurer de toute notre gratitude.

Nous remercions bien vivement M. le Dr Launay qui a obligeamment mis à notre disposition les pièces de sinus maxillaire préparées par lui pour un concours de prosectorat.

Enfin, que M. le Pr Tillaux, qui a bien voulu nous faire l'honneur d'accepter la présidence de notre thèse, reçoive l'expression de notre profonde reconnaissance.

HISTORIQUE

Lorsque l'on parcourt les ouvrages des anatomistes anciens antérieurs au XVIe siècle, on est frappé de voir qu'il n'y est pas fait mention des cavités de l'os maxillaire supérieur : en effet, jusqu'en 1543, l'existence du sinus maxillaire était ignorée.

C'est à Vésale que revient l'honneur de l'avoir entrevu pour la première fois.

Après lui, Fallope, puis Ingrassias, le signalent dans leurs traités d'anatomie.

En 1612, Caserio en donne une description spéciale.

Trente-neuf ans plus tard, un anatomiste anglais, Highmore, en fit une étude très détaillée à laquelle on n'a guère apporté de nos jours de modifications bien importantes.

Cet auteur s'est particulièrement occupé des rapports des racines des dents avec le sinus.

Aussi, à partir de cette époque, les études anatomiques de cette région cèdent-elles le pas aux recherches pathologiques.

En 1718, Meibomius (fils) publia un ouvrage intitulé « traitement des abcès du sinus ».

Une complication orbitaire est relatée en 1722 par Saint-Yves, qui signale l'ouverture à la paupière inférieure d'une collection purulente du sinus.

Dracke (1727), dans une étude du traitement des abcès du sinus, expose une méthode nouvelle qui porte son nom, et qui consiste à évacuer le pus par l'alvéole, après extraction préalable des dents.

C'est Jourdain, qui, le premier en 1760, pratique le cathétérisme et le lavage du sinus par l'orifice nasal.

Puis viennent les travaux de Bordenave, « sur les maladies, abcès, fistules du sinus », ceux de Portal, et de Hunter.

Au commencement du XIXe siècle, Cloquet, dans son « Traité de l'olfaction », distingue les catarrhes, les hydropisies et les suppurations.

En 1830, Boeneck signale des complications cérébrales consécutives à des abcès du sinus.

La même année, Manec, au cours de recherches anatomiques, constatant la communication du sinus maxillaire avec les cellules antérieures de l'ethmoïde, publie un rapport à la Société anatomique.

A ce propos, Robert démontre que cette disposition avait été déjà décrite par Haller.

Giraldès dans sa thèse de concours pour la chaire de clinique chirurgicale de Paris, ayant pour sujet : « les maladies du sinus maxillaire », donne une description fort détaillée de la muqueuse de l'antre.

Depuis cette époque (1851) jusqu'en 1880, aucun travail bien intéressant concernant la pathologie et l'anatomie du sinus n'est publié, si l'on en excepte les recherches anatomiques et physiologiques sur les sinus de la face de M. Tillaux, et une étude spéciale de Magitot « sur la pathogénie des kystes » dans laquelle cet auteur expose l'influence des caries des canines et des molaires supérieures sur les abcès qui infectent le sinus.

Mais à partir de 1886 de nouvelles recherches sont tentées pour éclairer le diagnostic des suppurations de l'antre.

A cette époque, Ziem publie sur cette question un mémoire résultant d'observations personnelles et faites sur lui-même.

Souffrant d'une rhinorrhée fétide, par suite du séjour prolongé d'un tampon de ouate dans une dent cariée, Ziem pratiqua sur lui-même l'ouverture de l'apophyse alvéolaire droite, mais ne fit point d'injections dans l'alvéole. Quelques années après, constatant que la fétidité de sa sécrétion nasale n'avait point disparu, il alla consulter un docteur qui ne se décida à faire l'ouverture de l'antre d'Highmore « qu'à contre-cœur », parce que les symptômes classiques de l'empyème et surtout la distension des parois faisaient défaut. A la suite de cette intervention, il y eut issue de pus, et la guérison ne tarda pas à se produire.

Pour Ziem l'écoulement purulent par le nez était le symptôme pathognomonique des abcès du sinus.

Plus tard, Hartmann étudie en 1889 le diagnostic de ces affections.

A partir de cette époque, les ouvrages, tant en France qu'à l'étranger, abondent sur ce sujet. Nous ne ferons dans ce résumé historique que citer les noms de Zuckerkandl, de Lermoyez, de Cartaz, de Luc, de Héryng, de Fränkel, et de Lichtwitz, nous réservant d'étudier dans le cours de ce travail les résultats cliniques et thérapeutiques auxquels ont abouti les recherches de ces auteurs.

PREMIÈRE PARTIE

CHAPITRE PREMIER.

Anatomie.

Le sinus maxillaire comme son nom l'indique est une cavité creusée dans l'épaisseur de l'os maxillaire supérieur.

La première description qui nous en ait été donnée remonte à Vesale. En 1651, un anatomiste anglais, Highmore, en fit une étude à peu près complète, d'où le nom « d'antre d'Highmore » qui sert encore à désigner ce sinus.

Développement. — Le développement du sinus maxillaire est intimement lié à celui de l'os qui en constitue les parois. Or, nous savons que cinq points d'ossification, non précédés de cartilage, concourent à la formation du maxillaire supérieur.

Ces points apparaissent vers la fin du deuxième mois de la vie intra-utérine. On peut les diviser d'après leur situation en : *externe*, *supérieur*, *inférieur*, *antéro-interne* et *antérieur*.

Le *point externe*, encore appelé *malaire*, contribuera à former la portion de l'os comprise entre le trou sous-orbitaire et le bord postérieur du maxillaire supérieur.

C'est aux dépens du *point supérieur* ou *orbito-nasal* que sera constituée la partie interne du plancher de l'orbite qui n'est autre que la voûte du sinus maxillaire.

Le *point inférieur* ou *palatin* donne naissance pour Sappey aux deux tiers, pour M. Testut aux trois quarts postérieurs de l'apophyse palatine et à la partie interne du rebord alvéolaire.

Le *point antéro-interne* comprend toute la partie de l'os située entre la dent canine et l'apophyse montante du maxillaire : c'est le *point nasal*.

Quant au *point antérieur* nommé *incisif*, il se place entre la pièce précédente et la ligne médiane constituant pour Sappey le tiers, pour M. Testut le quart antérieur de l'apophyse palatine.

C'est le point incisif qui se soude d'abord au point nasal, puis au point palatin. L'absence de réunion entre les points malaire externe et orbito-nasal crée une communication entre la gouttière orbitaire et la gouttière alvéolaire : les follicules dentaires ne sont séparés à ce moment du globe oculaire que par les vaisseaux et nerfs sous-orbitaires.

En même temps que se développe le maxillaire supérieur, la muqueuse nasale pousse un prolongement, s'entourant d'une partie de la capsule cartilagineuse du nez, dans le massif maxillaire supérieur en train de se développer.

A la naissance, le sinus se présente sous la forme d'une fente antéro-postérieure, s'étendant latéralement jusqu'au canal sous-orbitaire, et répondant en bas à la première prémolaire et, d'après Bourgois (1), à la deuxième prémolaire.

Les modifications dans la hauteur et dans la longueur du sinus sont subordonnées à la sortie des dents.

Suivant M. le Pr Tillaux (2) qui a étudié le développement des sinus de la face, à propos d'un concours. « le « sinus s'accroît peu dans les premières années de la vie, « et augmente d'une manière beaucoup plus sensible à « l'époque de la puberté. Sa cavité continue à s'accroître « dans l'âge adulte, pour acquérir le maximum de dévelop- « pement dans la vieillesse ».

Description. — Le sinus maxillaire occupe la portion de l'os maxillaire supérieur comprise, de haut en bas entre la cavité orbitaire et l'arcade alvéolaire supérieure, d'avant en arrière entre la fosse canine et l'arrière-fond de la fosse ptérygo-maxillaire, de dedans en dehors entre les fosses nasales et la fosse zygomatique ou ptérygo-maxillaire proprement dite (Poirier).

Comme le maxillaire supérieur qu'il forme, il revêt l'aspect d'une pyramide triangulaire dont le sommet serait tronqué, et comme tel, présente trois faces, une base et un sommet.

Base. — *La base* de cette pyramide varie suivant les auteurs : pour M. Tillaux, elle répondrait à la paroi supé-

---

(1) Bourgois. *Thèse*. Lille, 1885. Étude anatomique et pathologique du sinus maxillaire dans ses rapports avec les dents.

(2) Tillaux. Traité d'anatomie topographique, 1892, p. 262.

rieure du sinus. Sappey (1) et Zuckerkandl (2) considérant la base comme devant être la partie la plus importante de la région donnent la préférence à la paroi interne. Nous adopterons cette façon de voir, étant donnée la nature de notre sujet, et donnerons avec ces auteurs le nom de *paroi nasale* à cette partie du sinus.

L'os maxillaire supérieur isolé présente de ce côté un vaste orifice, entrée de l'antre d'Highmore, bordé en avant par l'apophyse montante du maxillaire et la demi-gouttière qu'il présente à ce niveau pour le canal nasal (voir planche I).

En haut, ce même orifice est limité par les demi-cellules ethmoïdo-maxillaires : en arrière par la surface plane sur laquelle s'appliquera l'os palatin : en bas il se porte presque jusqu'à l'apophyse palatine du maxillaire.

Ce grand orifice est divisé et rétréci par différents os qui viennent s'appliquer sur le maxillaire supérieur : en haut l'ethmoïde, en avant l'unguis, en arrière le palatin et en bas le cornet inférieur.

L'ethmoïde applique sa masse latérale (cellules) sur cette partie du maxillaire, et de cette masse latérale descend en bas et en arrière l'apophyse unciforme. Elle croise la direction de l'orifice précédent et le partage en deux parties : l'une antéro-inférieure, l'autre postéro-supérieure (voir planche III). A son extrémité inférieure cette apophyse se recourbant en crochet vers la cavité du sinus, ébauche la

---

(1) Sappey. Traité d'anatomie descriptive, 1867, t. I, p. 196.

(2) Zuckerkandl. Anatomie normale et pathologique des fosses nasales et de leurs annexes pneumatiques, 1895, t. I, p. 270.

formation d'une gouttière, puis envoie une petite lamelle s'unir à une apophyse montante venue du cornet inférieur (apophyse montante ou ethmoïdale du cornet inférieur).

La partie antérieure de l'orifice ainsi divisé est rétrécie plus ou moins par le bord postérieur de l'unguis qui contribue à former le canal nasal en avant. En arrière le palatin, de même, rétrécit la partie postérieure de l'orifice. Souvent de l'apophyse unciforme part un prolongement qui divise en deux la portion antérieure de l'orifice du sinus maxillaire, si bien que, à l'état osseux, le sinus maxillaire possède en général *trois orifices* : un grand *supéro-postérieur situé* au niveau de la gouttière de l'apophyse unciforme, et deux *antéro-inférieurs* plus petits, très voisins. Mais ces deux derniers sont recouverts par la muqueuse nasale du côté interne et par celle du sinus du côté externe. Seul l'orifice supéro-interne persiste normalement, mais très rétréci par les muqueuses accolées.

Cette ouverture osseuse du sinus sur sa face nasale, composée de ces trois orifices répond à l'*hiatus maxillaire* des auteurs allemands.

Lorsque les deux orifices inférieurs sont fermés, ce qui reste de l'hiatus maxillaire, c'est-à-dire la portion comprise entre l'apophyse unciforme et une petite saillie de la masse latérale de l'ethmoïde nommée bulle ethmoïdale par les Allemands, devient l'*hiatus semi-lunaire*.

Cet orifice revêt l'aspect d'une ouverture ellipsoïde à grand axe dirigé en bas, en dehors et en arrière. Il est à remarquer, et ceci est important au point de vue du cathétérisme, que cet ostium est situé très haut sur la paroi interne du sinus, à l'union de celle-ci avec la paroi supérieure, si bien que le drainage par l'orifice naturel est essentiellement défectueux.

La persistance des orifices situés au-dessous de l'apophyse unciforme donnera naissance aux *ostiums maxillaires accessoires*. De ces deux orifices, le plus fréquent est celui qui se trouve en avant et en bas de l'orifice normal.

Voyons maintenant les autres parois de notre pyramide.

Paroi supérieure. — *La paroi orbitaire ou supérieure* dirigée de dedans en dehors, d'avant en arrière et de haut en bas n'est pas plane, mais présente dans sa partie la plus postérieure une légère convexité dirigée vers l'orbite. A peu près à égale distance de son bord interne et de son bord externe se trouvent la gouttière, puis le canal sous-orbitaire. En arrière, la gouttière ne déprime pas le sinus : le nerf est sous le périoste de l'orbite. En avant, au contraire, le canal déprime peu à peu la paroi du sinus pour pénétrer dans l'intérieur même du sinus.

Paroi antérieure. — *La paroi antérieure* n'est autre que celle du maxillaire supérieur. Elle est limitée en dedans par l'orifice antérieur des fosses nasales, en dehors par une crête qui descend de l'apophyse pyramidale vers l'alvéole de la première grosse molaire.

Supérieurement, l'os se réfléchit un peu en arrière, de façon à former le rebord inférieur de la paroi orbitaire. Signalons dans cette région l'ouverture du canal sous-orbitaire où passent le nerf et l'artère de même nom.

Au-dessous de ce trou sous-orbitaire l'os présente son minimum d'épaisseur : on y remarque une légère excavation s'élargissant vers la partie externe, c'est la *fosse canine*.

Inférieurement, cette paroi antérieure se trouve soulevée par les racines dentaires.

Paroi postéro-externe. — *La paroi postéro-externe* arrondie, à convexité dirigée en arrière et en dehors, s'étend du sommet de la pyramide du maxillaire supérieur à la fosse ptérygo-maxillaire ou arrière-fond, et de l'arcade alvéolaire supérieure à la fente sphéno-maxillaire.

Elle présente son maximum d'épaisseur dans son tiers antérieur : à sa partie postérieure elle est réduite à l'état de mince lamelle osseuse, offrant à ce niveau une certaine voussure, dite tubérosité, percée de petits trous livrant passage aux nerfs dentaires postérieur et supérieur.

Sommet. — *Le sommet* de notre pyramide correspond à l'union de l'os maxillaire supérieur avec le malaire et n'offre rien de spécial à étudier.

Arêtes. — *Les arêtes* constituées par la rencontre des différentes parois n'ont rien d'intéressant, sauf celles formées par la base de la pyramide (paroi nasale) et les parois antérieure et postéro-externe. Ces deux arêtes continues forment une courbe sur laquelle est implanté le rebord alvéolaire du maxillaire supérieur. Nous étudierons ultérieurement les rapports des dents avec le sinus.

Avant d'étudier les rapports extérieurs des parois du sinus, jetons un coup d'œil dans l'intérieur de sa cavité. Vue par la paroi nasale effondrée, elle montre la transparence des minces parois postéro-externe et antérieure. On remarque assez souvent, à l'union de ses deux tiers antérieurs avec le tiers postérieur, une légère crête qui semble la diviser en deux parties, ébauche de cloisonnement du sinus.

Nous venons de voir le type ordinaire du sinus maxillaire normal que l'on rencontre le plus généralement. Mais il est bien des cas où l'antre d'Highmore s'écarte de ce type : on comprend tous les résultats qu'on en peut tirer au point de vue de la migration des exsudats.

Zuckerkandl (1) attribue ces variations de forme du sinus maxillaire aux diverses façons dont se fait la résorption du tissu spongieux de l'os. Tantôt la résorption est excessive, et le sinus gagne en profondeur : tantôt au contraire, il y a arrêt prématuré de la résorption et rétrécissement consécutif de l'antre d'Highmore. L'élargissement de l'antre serait donc dû :

1° A *une excavation alvéolaire* par abaissement du plancher du sinus ainsi que par une excavation profonde de l'apophyse alvéolaire.

2° A *une excavation palatine* par excavation du plancher nasal, parce que l'excavation alvéolaire s'étend entre les lames de la voûte palatine.

3° A *une excavation infra-orbitaire* par dilatation de l'antre d'Highmore dans l'apophyse montante du maxil-

---

(1) Zuckerkandl. *Loc. cit.*, p. 274.

laire supérieur, ou par la formation d'excavation entre les canaux nerveux qui font une forte saillie.

4° *A une excavation malaire* par un développement considérable de la cavité creusée dans l'apophyse zygomatique ou dans l'os malaire.

Le rétrécissement de l'antre aurait pour cause :

1° La résorption incomplète du tissu spongieux du maxillaire au niveau du plancher du sinus.

2° Le rapprochement des parois faciale et nasale du maxillaire.

3° La dépression considérable de la fosse canine dans la cavité de l'antre.

4° L'épaississement des parois de l'antre.

5° La saillie considérable de la paroi externe du nez dans le sinus.

6° La rétention des dents.

Rapports. — Nous allons maintenant étudier les rapports du sinus maxillaire, doublement intéressants au point de vue des complications auxquelles exposent les abcès du sinus, et du choix de la région que nécessite l'intervention chirurgicale.

Envisageant d'abord les relations du sinus avec les parties solides environnantes (orbite, dents, fosses nasales), nous étudierons ses rapports topographiques avec les muscles, le sillon gingivo-génien et labial, pour terminer par l'examen des rapports vasculaires et nerveux.

La paroi supérieure du sinus maxillaire, en raison de son extrême minceur, se trouve en contact presque direct avec la *cavité orbitaire*.

Limitée en dehors par la fente sphéno-maxillaire, elle répond en dedans à l'union de la paroi interne de l'orbite : à ce niveau et tout à fait en dedans, on remarque l'ouverture supérieure du canal et la gouttière du sac lacrymal.

Cette paroi est recouverte par le périoste de l'orbite qui la sépare de la graisse dans laquelle sont enveloppés le globe oculaire et sa capsule de Tenon, le nerf optique, les muscles, vaisseaux et nerfs de l'œil. Cette lamelle de périoste étant fort mince et la paroi du sinus peu épaisse, on comprendra facilement la fréquence des complications orbitaires des abcès du sinus maxillaire, et inversement, l'envahissement du sinus par les tumeurs de l'orbite.

Les rapports du *bord alvéolaire* sont peut-être ceux qui présentent le plus de variétés, surtout depuis la naissance jusqu'à l'âge adulte.

Bourgois (1) dans sa thèse a étudié ces rapports sur de jeunes sujets : il est intéressant de signaler les conclusions auxquelles il est arrivé :

« Chez un enfant à terme, le sinus est situé au-dessus
« et en dedans de la première et de la seconde prémolaires.

« A l'âge de cinq mois, le sinus commence, en avant,
« au niveau de la première prémolaire et finit, en arrière,
« au-dessus de la première molaire.

« A deux ans, l'extrémité antérieure est au-dessus de
« la canine définitive et l'extrémité postérieure au-dessus
« de la première molaire.

« Entre 3 ans et demi et 7 ans et demi, le sinus s'étend
« de la canine à la deuxième molaire.

---

(1) Bourgois, *Loc. cit.*

« Chez l'adulte, le plus souvent, il répond aux trois « molaires, à la deuxième prémolaire et à la première « quelquefois ».

A cet âge, les racines ne sont éloignées de l'antre que de un ou deux millimètres. Mais on peut observer des cas où le fond du sinus est soulevé par les saillies de l'alvéole, et même nous avons pu voir sur une pièce sèche du Musée de l'amphithéâtre d'anatomie des hôpitaux (1), un sinus dans lequel les racines de la deuxième prémolaire se trouvaient à nu dans la cavité. Dans d'autres cas, le plancher du sinus se trouve assez écarté des alvéoles.

Chez l'enfant, les coupoles alvéolaires restent à une certaine distance du plancher du sinus, ce qui explique la rareté, à cet âge, des abcès du sinus d'origine dentaire. Le sinus répond alors à la dent permanente non sortie de l'alvéole (voir planche II).

Par sa paroi interne, le sinus maxillaire entre en rapport avec *les fosses nasales*, répondant aux méats moyen et inférieur. On observe sur la face externe de cette paroi, à l'intérieur du sinus, une saillie déterminée par le canal nasal. Faisant suite supérieurement à la gouttière du sac lacrymal, que nous avons signalée plus haut, il se dirige en bas, en dehors et en arrière, formé par le maxillaire supérieur, l'os unguis et le cornet inférieur, pour s'ouvrir dans le méat inférieur.

L'orifice du sinus maxillaire se trouve au niveau du

---

(1) Pièce sèche préparée par M. le Dr LAUNAY pour le concours de prosectorat de 1895.

méat moyen dans la portion inférieure de l'*infundibulum*. Celui-ci représente une gouttière, prolongement d'une grosse cellule ethmoïdale, affectant, comme son nom l'indique, la forme d'un entonnoir qui vient déboucher dans le méat moyen au niveau du sinus maxillaire.

A l'extrémité supérieure de cet infundibulum, s'ouvre le sinus frontal (lui-même cellule ethmoïdale très dilatée), et par cet intermédiaire, le sinus frontal s'ouvre dans le méat moyen au niveau de l'ouverture du sinus maxillaire.

On conçoit donc comment les suppurations du sinus frontal pourront retentir sur le sinus maxillaire, et inversement les abcès du sinus se propager au sinus frontal.

Entre les deux orifices, on aperçoit l'ouverture des *cellules ethmoïdales antérieures*, à la partie supérieure du méat moyen.

Les rapports que nous venons d'étudier (dents, canal nasal, sinus frontal et infundibulum), sont de première importance pour notre sujet. Nous devons signaler rapidement les rapports musculaires moins intéressants pour arriver aux rapports vasculaires et nerveux.

Ces muscles sont : tout d'abord, à la partie antérieure, le *muscle élévateur de la lèvre supérieure*, s'étendant du rebord orbitaire à la lèvre supérieure et recouvrant une partie du *muscle canin*.

Ce dernier tapisse la fosse canine que nous avons précédemment décrite, s'insérant, en haut, un peu au-dessous du trou sous-orbitaire. On a peu à se préoccuper de ses insertions dans les interventions chirurgicales sur le sinus.

Signalons, en arrière, le *muscle ptérygoïdien interne*.

qui se fixe sur la portion de l'apophyse pyramidale du palatin, comprise entre les deux ailes ptérygoïdiennes, et sur la partie du maxillaire contiguë à cette apophyse.

Nous devons insister un peu plus sur le rapport du sinus avec *la lèvre supérieure et le sillon gingivo-labial et génien*. C'est en effet par cette voie que l'on aborde souvent la paroi antérieure du maxillaire dans la trépanation. La muqueuse gingivale se rétrécit pour former le sillon, et se continuer sur la lèvre et la joue à une distance variable du rebord alvéolaire. Mais en général, le fond du sillon se trouve plus bas que le niveau du plancher du sinus : il faudra donc, pour ouvrir largement le sinus, inciser le sillon au niveau de l'incisive et des prémolaires, et relever fortement la joue après avoir ruginé la paroi osseuse.

L'abord de l'antre est certes moins aisé que par une large incision des parties molles de la joue, faite directement devant le maxillaire : mais ce procédé a l'avantage de supprimer une cicatrice toujours désagréable, et il est possible de bien examiner le sinus en écartant fortement les parties molles de la joue.

Un mot maintenant, sur *les vaisseaux et les nerfs* qui entourent l'antre d'Highmore.

En avant et superficiellement, *l'artère faciale* se dirige obliquement en haut et en avant vers l'angle interne de l'œil pour s'anastomoser avec une branche de l'ophtalmique. Dans ce trajet, elle croise, mais à une certaine distance, la paroi antérieure du sinus dans sa portion interne.

En arrière, *l'artère maxillaire interne* traversant la fosse zygomatique et la fosse ptérygo-maxillaire, gagne la partie la plus élevée de la tubérosité maxillaire. Elle fournit à ce niveau deux ou trois rameaux qui, passant par les *canaux dentaires postérieurs*, se portent au sinus maxillaire et aux racines des molaires.

L'artère sous-orbitaire s'engage dans la gouttière, puis dans le canal sous-orbitaire et fournit *un rameau dentaire antérieur* dans le canal de même nom, qui chemine dans la paroi antérieure du sinus.

A la face interne de l'antre d'Highmore se trouve la *branche externe* (*branche des cornets et des méats*) *de l'artère sphéno-palatine*, terminaison de l'artère maxillaire interne. Ces rameaux se distribuent aux sinus frontaux, aux cellules ethmoïdales, au canal nasal et au sinus maxillaire.

Enfin entre le maxillaire et le palatin dans le canal palatin postérieur, chemine l'*artère palatine supérieure* qui se dirige vers la voûte palatine.

Parmi les *veines*, citons la *veine faciale superficielle* qui croise la face antérieure de l'antre sur un plan plus externe que l'artère, se dirigeant vers le bord antérieur du masséter.

A la partie supérieure la *veine ophtalmique inférieure* repose sur le plancher de l'orbite.

La *veine faciale profonde* (ophtalmo-faciale de quelques auteurs) contourne la tubérosité du maxillaire : à ce niveau elle reçoit un ou deux rameaux venus de l'antre d'Highmore à travers les pertuis osseux, puis va s'ouvrir dans la veine faciale superficielle au bord antérieur du masséter.

Venue du méat moyen et de la paroi interne du sinus, une veine sort à travers le trou de l'apophyse montante du maxillaire supérieur, et va rejoindre la faciale devenue angulaire (1).

La paroi orbitaire du sinus est longée par le *nerf sous-orbitaire*, terminaison du nerf maxillaire supérieur qui, pénétrant par la fente sphéno-maxillaire parcourt la gouttière sous-orbitaire, puis le canal et sort par le trou du même nom pour se terminer dans la peau de la face et dans la muqueuse du sillon. Ce rapport est très important, car nous observerons parmi les symptômes auxquels donnent naissance les abcès du sinus le phénomène douloureux correspondant au trajet de ce nerf.

De ce nerf émanent :

En avant, et pendant son passage dans le canal sous-orbitaire, *le nerf dentaire supérieur et antérieur* qui descend dans un conduit creusé dans la paroi antéro-externe du sinus et envoie ses filets terminaux dans la racine des dents incisives et canines supérieures.

En arrière, *les nerfs dentaires postérieurs et supérieurs* descendent sur la tubérosité du maxillaire, et parcourant les canaux dentaires de même nom, vont s'anastomoser avec les nerfs antérieurs, donnant des rameaux aux racines des dents molaires. Sappey signale l'existence inconstante d'un nerf *dentaire supérieur et moyen*.

Dans la fosse ptérygo-maxillaire citons le *ganglion sphéno-palatin ou de Meckel*, d'où partent les *nerfs nasaux postérieurs et supérieurs* qui par leurs filets externes innervent la paroi externe des fosses nasales (paroi interne du sinus).

---

(1) *Th.* DE FESTAL, Paris, 1887. Veines de l'orbite, p. 53.

Muqueuse. — La muqueuse qui revêt le sinus maxillaire a été étudiée par Giraldès (1), par Sappey (2), par Remy (3) et par Zuckerkandl (4).

Voici la description qu'en donne ce dernier auteur :

« La membrane qui revêt le sinus maxillaire est très « délicate, beaucoup plus mince et beaucoup moins dense « que la muqueuse nasale dont elle représente un prolon- « gement latéral. On y distingue plusieurs couches qui, « d'ailleurs, ne sont pas très nettement séparées les unes « des autres.

« La couche superficielle renferme un fin réseau fibril- « laire dans les mailles duquel on voit des cellules arron- « dies. Sa face libre est recouverte d'un épithélium vibratile.

« La couche moyenne contient des glandes dont « Sappey a fait une description complète. Leurs formes « et leurs dimensions sont très variables : elles ressem- « blent beaucoup aux glandes de Meibomius, mais on « trouve d'ordinaire à côté d'elles, des glandes simples, « même très courtes et non ramifiées. Les glandes sont « distribuées sur toutes les parois du sinus maxillaire : « elles n'y sont ni aussi régulièrement disposées, ni aussi « nombreuses que dans la muqueuse du nez, mais des « points pourvus de glandes alternent avec d'autres qui « en sont dépourvus. L'épithélium superficiel se continue

---

(1) Giraldès. *Thèse* de concours pour la chaire de clinique chirurgicale. Paris, 1851.

(2) Sappey. *Loc. cit.*, t. III, p. 657.

(3) Rémy. *Thèse* d'agrégation, 1876.

(4) Zuckerkandl. *Loc. cit.*, p. 310.

« sur un certain trajet sous forme de cellules cylindriques,
« dans les conduits excréteurs des glandes.

« La couche la plus profonde de la muqueuse du sinus « est dépourvue de glandes, sa structure est dense, et elle « est plus riche en cellules fusiformes que les autres « parties de la membrane. Cette couche est immédiate- « ment accolée à la paroi osseuse; elle tient lieu de « périoste interne, et l'on peut donc, avec raison, la dési- « gner sous le nom de couche périostique. »

Cette muqueuse reçoit des vaisseaux et des nerfs des troncs environnants que nous avons décrits précédemment.

CHAPITRE II

Physiologie.

Le rôle du sinus maxillaire reste encore un des points de la physiologie sur lequel les auteurs sont loin d'être d'accord, à en juger par la diversité des théories émises.

Beclard ne voyait dans le sinus qu'un organe de perfectionnement du sens de l'olfaction, se basant sur ce fait que les animaux à odorat très développé, tels que le chien, ont des sinus de grande dimension.

Pour Moldenhauer, la seule portion du sinus réservée à l'olfaction est celle où se ramifie le nerf olfactif.

M. Tillaux (1), par des preuves nombreuses tirées de l'anatomie normale, de la physiologie, de la pathologie, du mode de développement et de l'anatomie comparée, attribue au sinus un rôle purement mécanique :

« L'équilibre établi à la naissance entre le crâne et la « face eût été infailliblement rompu, si la nature n'avait « creusé les os, augmentant leur surface de façon à fournir aux muscles une plus large insertion, sans augmentation de poids. »

M. Mathias Duval (2) considère ces cavités, vu leurs

(1) Tillaux, Anatomie topographique, p. 266.

(2) M. Duval, Traité de physiologie, p. 479.

parois formées de lamelles élastiques assez minces, comme très aptes à entrer en vibration et en fait un modificateur de la voix.

Pour Braune et Closen il y aurait pendant l'inspiration, aspiration de l'air contenu dans le sinus et accélération de la colonne d'air, qui traverse les fosses nasales, au moment où l'aspiration vient les remplir de nouveau.

Ajoutons à ces théories celle qu'en a donnée Couetoux (1). Cet auteur ayant constaté que, pendant l'inspiration, les ailes du nez se rapprochant jusqu'à provoquer l'obstruction complète de la prise d'air, les parois nasales latérales ne cédaient que d'une façon très minime, en a déduit que la paroi interne du sinus, étant appelée en dedans par le vide inspiratoire des fosses nasales, est en même temps appelée en dehors par ce même vide qui s'est communiqué au sinus.

« Par conséquent, conclut-il, le rôle du sinus est de « maintenir les parois nasales dans leur situation normale « pendant l'acte respiratoire ».

(2) Couetoux. Essai d'une théorie des fonctions des sinus de la face. *Annales des maladies de l'oreille, du nez et du larynx*, 1891.

DEUXIÈME PARTIE

ÉTUDE PATHOLOGIQUE

CHAPITRE PREMIER

Analyse des symptômes.

Nombreux sont les signes auxquels peuvent donner lieu les abcès du sinus maxillaire; mais parmi tous ces symptômes, il n'en est peut-être pas un seul qui soit assez spécial et assez constant, pour être considéré comme pathognomonique.

Leurs variétés et les diverses affections dans lesquelles on les rencontre serviront à justifier l'étude critique que en allons faire.

Nous passerons donc successivement en revue chacun de ces symptômes, afin d'examiner la valeur qu'on en peut tirer au point de vue du diagnostic.

La plupart des rhinologistes s'accordent à reconnaître qu'un abcès du sinus peut se révéler par les signes suivants :

1° Écoulement de pus par une seule narine ;

2° Intermittence de cet écoulement ;

3° Douleur sous-orbitaire :

4° Cacosmie subjective :

5° Carie des molaires supérieures :

6° Pus dans le méat moyen :

7° Bourrelet de Kaufmann :

8° Gonflement de la joue :

9° Tension douloureuse dans la moitié de la face et du crâne.

Écoulement de pus par une seule narine. — Un malade se présente atteint d'un *écoulement nasal* survenant lorsqu'il se mouche et lorsqu'il penche la tête en bas et en avant. Le liquide ainsi rendu est de couleur verdâtre ou jaunâtre, d'aspect séreux ou purulent, mêlé le plus souvent de petits grumeaux. Devra-t-on tout de suite, par la constatation de ce seul symptôme, soupçonner la présence d'un abcès dans le sinus maxillaire? Non, sans doute : car dans les fosses nasales, il est d'autres organes que l'on peut rendre responsables de cette suppuration.

La membrane pituitaire, à la suite d'un *coryza aigu*, aura pu s'enflammer : il est vrai d'ajouter que dans ce cas, l'écoulement de pus est le plus souvent bi-latéral.

Un *traumatisme* quelconque *des fosses nasales* est capable de déterminer une ulcération provoquant pareils symptômes, de même une *fistule d'origine dentaire* s'ouvrant dans la paroi, comme nous le verrons plus loin : de même les *lésions gommeuses de syphilis tertiaire*.

D'autre part, nous savons que dans le nez viennent s'ouvrir des orifices autres que celui du sinus maxillaire : à l'endroit où débouche ce dernier dans le méat moyen s'ouvrent le *sinus frontal*, et à la partie supérieure, les *cellules ethmoïdales antérieures*. L'inflammation de ces diverses cavités provoquera de même l'écoulement de pus par une seule narine.

Ajoutons maintenant que ce symptôme, observé dans des affections étrangères à celle du sinus maxillaire, peut faire défaut précisément dans le cas d'abcès de cette cavité. L'écoulement se fait alors par l'orifice postérieur des fosses nasales, grâce à l'inclinaison du plancher.

Il est encore des cas où la rhinorrhée peut être bilatérale. Ziem, Kaufmann et Lichtwitz considèrent même ce fait comme loin d'être exceptionnel.

Un diagnostic très important à faire c'est le diagnostic des *faux abcès du sinus*.

Dans son cours à l'École dentaire, le Dr Frey (1) décrit sous ce nom des suppurations d'origine dentaire se faisant par la narine, fistule nasale ayant entraîné du côté de la mâchoire des symptômes inflammatoires et douloureux pouvant en imposer pour un abcès de l'antre.

Observation

(Due à l'obligeance de M. le Dr Frey.)

M. X... a éprouvé pendant plusieurs mois des douleurs hémifaciales gauches, continues, assez violentes. Depuis un mois, légère tuméfaction de la joue, mais qui va en augmentant dans la direction de l'aile du nez. Tout à coup, à la suite d'un écoulement de

(1) Frey. Cours autographié fait à l'École dentaire en 1894.

pus par le nez, il y a cessation de tous les accidents, autres que la rhinorrhée qui persiste, surtout abondante le matin. L'éclairage électrique indique un sinus absolument clair. A l'examen dentaire, on constate que toutes les dents sont saines, sauf la première petite molaire, cariée au 4e degré. Cette dent-là a été douloureuse au moment où le malade présentait la tuméfaction dont nous parlions tout à l'heure. Elle ne l'est plus depuis l'écoulement de pus. Il y a une corrélation évidente entre la carie de cette dent, et les accidents présentés par M. X... Cette dent est enlevée, elle possède une racine unique mais très coudée en avant. Une injection poussée par l'alvéole sort par la narine : il s'était fait une fistule nasale ayant cet alvéole pour point de départ et dont le trajet s'était creusé à travers la paroi alvéolaire. La suppuration cessa immédiatement après l'extraction de la dent, et le malade fut guéri.

Intermittence de l'écoulement. — Certains auteurs ayant constaté *l'intermittence de cet écoulement* ont voulu déduire de ce symptôme la présence de pus dans le sinus maxillaire.

Ce dernier, en effet, est assez profond et l'orifice qui le met en communication avec les fosses nasales est situé à la partie supérieure de sa paroi interne. Le liquide qu'il contient ne pourra donc s'écouler par le nez, qu'à la condition d'être assez abondant pour atteindre cet orifice, à moins qu'il n'y soit attiré par un effort violent tel que l'acte de se moucher, ou par le renversement de la tête en avant et en bas.

Ce symptôme est-il constant ? En aucune façon. Il manque quelquefois, par suite du peu d'abondance de l'écoulement, notamment quand la sinusite surtout fongueuse est peu purulente, alors même qu'il existe un abcès du sinus.

Douleur sous-orbitaire. — Lorsque nous avons étudié les rapports nerveux de la voûte de l'antre d'Highmore, nous avons insisté sur le passage à ce niveau du nerf sous-orbitaire, afin de faire comprendre comment l'empyème du sinus pouvait provoquer la *douleur sous-orbitaire*. Celle-ci siège profondément dans toute la région malaire, ayant son maximum d'intensité au-dessous de l'œil, s'irradiant en suivant le trajet des nerfs dentaires antérieurs et postérieurs, si bien que les dents elles-mêmes semblent douloureuses.

Ce symptôme est lié à la faible épaisseur des parois du sinus. Dans la pluralité des cas, ainsi qu'il résulte des statistiques de Luc et de Ziem, ce signe n'existerait pas. Killian le rapporte à la dent cariée qui serait le point de départ des accidents.

Quelquefois cette douleur sous-orbitaire est accompagnée de douleurs sus-orbitaires, et cela dans les cas où les infections du sinus frontal se sont propagées au sinus maxillaire. Il y a alors irradiation du phénomène douloureux vers la région frontale, en même temps que céphalalgie intense.

Ce symptôme peut se trouver ailleurs et notamment dans *la névralgie faciale* limitée au nerf maxillaire supérieur, quelle que soit la cause de cette névralgie, mais indépendante du voisinage de l'antre.

Cacosmie subjective. — La présence de pus dans une cavité telle que le sinus maxillaire, en rapport avec les fosses nasales, déterminera chez l'individu atteint d'abcès du sinus une sensation olfactive désagréable rappelant celle de la carie dentaire et nommée « *cacosmie subjective* ». Mais pour que ce phénomène se produise, il est nécessaire que le pus soit fétide.

Tel n'est point toujours le cas : et bien souvent, pour ne pas dire le plus généralement, le pus s'écoulant, ainsi que nous l'avons indiqué plus haut par la narine, ne séjourne pas assez longtemps dans l'antre d'Highmore pour devenir fétide.

Admettons, et peu importe la raison, qu'il le soit devenu : sera-t-on autorisé à s'appuyer sur ce symptôme pour diagnostiquer un abcès du sinus ?

La pathologie nerveuse nous apprend que des *hystériques*, bien qu'atteints le plus souvent d'anosmie, ont dans certains cas conscience d'une fétidité qu'ils se figurent exhaler.

D'autre part, le pus tout en étant fétide, peut ne pas incommoder nécessairement le malade, et cela pour plusieurs raisons : d'abord parce que la muqueuse pituitaire, sans cesse en contact avec le pus qui s'échappe par les fosses nasales, perd peu à peu sa sensibilité : ensuite, parce que, comme nous le verrons par la suite, les abcès du sinus s'accompagnent fréquemment de polypes qui gênent l'olfaction.

Carie des molaires supérieures. — L'examen de la cavité buccale pourra quelquefois être d'un précieux secours dans le diagnostic des abcès du sinus. En effet, bien souvent, *la carie des molaires supérieures* est cause de cette affection. Dans ce cas, la carie ayant été reconnue et la dent malade arrachée, l'issue consécutive d'un flot de pus à travers l'alvéole perforé décèle une communication avec le sinus infecté.

Mais, de même qu'il existe des abcès de l'antre dans la carie des molaires, il peut y avoir *carie des molaires sans inflammation du sinus*.

Il est encore des cas, où les dents ont des couronnes saines, mais des racines atteintes de périostite : celle-ci passant inaperçue, l'abcès du sinus n'est point diagnostiqué, si l'on ne s'en rapporte qu'à ce seul symptôme.

Présence de pus dans le méat moyen. — Il est un signe que Luc, Hartmann, ont étudié très soigneusement, dans l'espoir d'en faire un élément de diagnostic presque certain, nous voulons parler de *la présence de pus dans le méat moyen*.

Voici comment on procède pour constater ce symptôme. On fait d'abord un nettoyage de la cavité nasale répondant au sinus soupçonné : puis au bout de quelque temps, on introduit dans le méat moyen un tampon de coton hydrophile à l'aide du porte-ouate. Le pus ainsi ramené, s'il présente des grumeaux épais, est pour Luc un élément de diagnostic important.

Ce que nous avons dit plus haut, à propos de l'écoulement de pus par une seule narine, peut également s'appliquer ici. Le *sinus frontal* et les *cellules ethmoïdales antérieures* s'ouvrant dans le méat moyen reproduiront dans le cas de suppuration de ces orifices le symptôme que nous venons d'étudier, sans que le sinus présente rien de pathologique.

Aussi, afin d'éviter cette cause d'erreur, un rhinologiste allemand, Fränkel, a-t-il inventé un mode d'examen très ingénieux, basé sur les rapports anatomiques des trois orifices qui viennent déboucher dans le méat moyen.

L'ouverture du sinus frontal et celle des cellules ethmoïdales antérieures se trouvent à l'extrémité inférieure des cavités dont elles font partie, tandis que l'ostium maxillaire est situé dans la région supérieure du sinus.

Le procédé de Fränkel consiste à modifier les rapports de ces trois orifices vis-à-vis de leurs cavités. Qu'on nous permette, pour faciliter la compréhension de ce procédé, d'en résumer l'idée par une comparaison peut-être un peu vulgaire : étant donnés trois vases, dont deux sont renversés et laissent échapper leur contenu, il s'agit de chercher à les redresser tout en inclinant le troisième afin de le vider. Pour arriver à ce résultat, Fränkel fait pencher en bas et en avant la tête du sujet qu'il examine, et la maintient quelques instants dans cette position. Grâce à ce moyen, les orifices du sinus frontal et des cellules ethmoïdales sont au-dessus de leurs cavités, tandis que l'ostium est en bas par rapport à la cavité du sinus. Si l'antre d'Highmore renferme du pus, l'issue en est facilitée de par l'action de la pesanteur qui l'attire au dehors, tandis que le sinus frontal et les cellules ethmoïdales antérieures ne peuvent se vider de l'humeur qu'ils contiennent.

La présence de pus dans le méat moyen peut être le symptôme d'autres lésions, telles que les *traumatismes*, les *ulcérations syphilitiques*, etc.

Il est aussi des cas où le pus venant à manquer dans

cette région, on n'en doit pas déduire nécessairement la non-existence d'un abcès du sinus, car il peut se faire que l'ostium maxillaire ait été oblitéré par des polypes ou par la muqueuse enflammée.

Celle-ci forme quelquefois sur la lèvre antérieure de l'hiatus semi-lunaire un véritable bourrelet.

Kaufmann ayant constaté que ce signe accompagne fréquemment les abcès du sinus maxillaire, le considère comme de grande valeur : aussi le désigne-t-on sous le nom de *bourrelet latéral hypertrophique de Kaufmann*.

D'après les observations de M. Lermoyez, une *rhinite hypertrophique* peut produire pareille lésion : aussi pour cet auteur, ce symptôme est-il de médiocre importance.

Gonflement de la joue. — Lorsque l'abcès siège sur la paroi antérieure du sinus étant donnés les rapports que cette paroi présente avec la face, on pourra observer un *gonflement de la joue*. Mais ce signe est des moins certains : Luc et Ziem ne l'auraient pas rencontré.

Hartmann a constaté, quelquefois, une certaine voussure du sinus portant sur sa paroi interne.

Mais alors même qu'il y a gonflement de la joue, ce symptôme n'est pas suffisant pour affirmer la présence d'un abcès du sinus.

On le rencontre en effet comme complication de la périostite dentaire, et M. Luc reporte à des kystes dentaires secondairement enflammés l'effet de suppuration du sinus suivi de projection et d'amincissement de la paroi osseuse antérieure.

Tension douloureuse de la moitié de la face et du crâne. — Un symptôme très important est la *tension douloureuse de la moitié de la face* dont l'antre est malade. Il s'agit dans ce cas de sinusite surtout fongueuse.

Ce phénomène ne se traduit par aucun signe extérieur. Le malade éprouve seulement une violente douleur accompagnée de poussées gravatives, dans la moitié de la face et du crâne.

Observation

(Due à l'obligeance de M. le Dr Frey.)

M. X..., âgé de 38 ans, se plaint depuis deux ans d'une rhinite fétide unilatérale gauche pour laquelle il se fait soigner par un spécialiste. Malgré les fréquentes cautérisations et des intermittences d'amélioration et d'aggravation, cette rhinite se complique d'une douleur gravative continue qui se développe dans toute la moitié gauche de la face. Le malade explique lui-même qu'il éprouve comme une sorte de tension douloureuse dans la joue, surtout du côté de l'œil et se propageant par la racine du nez jusque dans la région frontale.

Le Dr Cuvillier, par l'examen du sinus, constate la zone sombre classique des abcès de l'antre. En outre, au niveau de l'infundibulum une gouttelette de pus qui revient à diverses reprises vient confirmer son diagnostic.

M. X... n'a plus de dents du côté gauche, à la mâchoire supérieure, il porte un dentier à la suite d'extractions successives faites dans ces derniers temps. Toutes ces dents enlevées étaient profondément cariées, les caries avaient toutes produit plus ou moins les complications des périostites avec fluxion et abcès. Le Dr Cuvillier pénètre dans le sinus au niveau de l'emplacement de la deuxième prémolaire. Il s'écoule à peine un tiers de cuillerée à café de pus très épais et très fétide; mais le malade se trouve instantanément soulagé de la tension douloureuse dont il avait tant souffert. Les phénomènes névralgiques du côté du sinus frontal et de l'orbite cessent pour ne plus jamais se reproduire. M. X... conserve dans le trajet faisant communiquer le sinus avec la bouche un simple drain.

Il s'est agi dans ce cas d'une sinusite probablement *d'origine dentaire,* dont le caractère particulier a été la formation de fongosités, lesquelles expliquent la zone sombre à l'éclairage, étant donnée la toute petite quantité de pus écoulé. En outre, ces fongosités, par l'excès de pression qu'elles produisaient dans la cavité du sinus, devaient être la cause de la douleur et de ses irradiations à caractère gravatif particulier.

De cette étude résulte donc qu'aucun de ces symptômes pris isolément n'est assez important ni assez constant pour imposer le diagnostic : c'est surtout dans le groupement des plus importants de ces signes que le praticien devra chercher les éléments de sa diagnose.

L'*écoulement de pus unilatéral,* intermittent ou non, est évidemment un des gros signes : s'il s'accompagne de *douleur sous-orbitaire* et de *tension douloureuse de la moitié de la face correspondante,* le diagnostic sera à peu près certain. Les autres symptômes ont une importance secondaire, mais doivent cependant être recherchés. Enfin les divers procédés d'examen direct du sinus que nous allons étudier, conduisent à la certitude de ce diagnostic.

CHAPITRE II

Des divers procédés en usage pour le diagnostic des abcès du sinus.

Éclairage du sinus. — D'après la description et la critique que nous en avons faites, on voit combien les symptômes des abcès du sinus réclament l'attention de ceux qui les recherchent et combien, pris isolément, ils sont de peu de valeur pour le diagnostic.

La constatation de quelques-uns de ces signes groupés ensemble, permettant de ne faire que supposer une suppuration de l'antre, on conçoit l'importance des recherches qui eurent pour but de déceler, à l'aide d'appareils spéciaux la présence de pus dans le sinus.

Heryng, le premier par un éclairage intra-buccal, eut l'idée de rendre visibles par transparence toutes les cavités de la face.

Les collections purulentes, de par leur opacité, étant impropres à laisser passer les rayons lumineux, se révèlent par des taches sombres.

L'appareil se compose d'une petite lampe à incandescence montée sur une tige métallique qui forme un angle droit avec l'axe du manche, sur lequel se trouve le bouton de l'interrupteur.

On adapte à la lampe de petits manchons en forme

de gouttière, dans le double but de projeter les rayons lumineux sur la région à éclairer, et de protéger d'autre part la cavité buccale contre la chaleur rayonnante.

Il est de toute nécessité d'opérer dans une pièce absolument sombre.

Introduisant alors la tige horizontale qui porte la lampe dans la cavité buccale et sur le milieu de la langue du sujet, auquel on recommande de fermer la bouche le plus complètement possible, on met l'appareil en communication avec le courant.

Les deux joues à l'état normal doivent alors, sous l'influence de la lumière électrique, devenir transparentes.

Mais, s'il y a abcès du sinus maxillaire, la joue qui correspond au côté malade reste sombre ou s'éclaire moins bien que celle du côté sain.

Est-ce à dire que l'opacité de la région sera toujours signe d'empyème? Non, car il est bien des cas où un kyste, une tumeur quelconque, bénigne ou maligne, pourront faire ombre.

L'ostéite hypertrophiante des parois de l'antre empêchera également l'éclairage de la joue.

Observation

(Due à l'obligeance de M. le Dr Frey.)

Kyste alvéolo dentaire empiétant sur la cavité du sinus limité supérieurement par une zone d'ostéite hypertrophiante.

Mme X..., n'ayant jamais rien présenté du côté des fosses nasales, à la suite d'une extraction très pénible d'une prémolaire supérieure gauche, a constaté le développement d'une tumeur peu douloureuse à la pression. Pas de douleurs spontanées, légère tuméfaction de la face du côté gauche. A la palpation, cette tumeur est nettement liquide, mais à sa partie supérieure, on sent au doigt un bourrelet osseux résistant. A l'éclairage, on constate que la cavité du sinus est petite mais claire. Inférieurement, une vaste zone sombre répond à la partie de la mâchoire atteinte d'ostéite hypertrophiante ainsi qu'au kyste. La pupille est absolument claire ; un simple grattage du kyste suffit à débarrasser la malade des accidents qu'elle présentait.

Pour éliminer ces causes d'erreurs, Davidsohn recommandait de regarder en même temps l'état de la pupille. Celle-ci, sombre dans l'empyème, est claire dans l'ostéite hypertrophiante de la partie inférieure du sinus, ou bien encore dans le cas où la tumeur n'occupe pas toute la cavité de l'antre.

Garel insiste sur ce fait que, dans le cas où le sinus est comblé par un exsudat, le malade, en fermant les paupières, ne perçoit la lumière de la lampe buccale que du côté sain.

M. Lermoyez (1) indique de la façon suivante la manière dont il faut interpréter les résultats de l'éclairage par transparence.

« Soit un malade qui mouche du pus par une narine, « quatre cas peuvent se présenter :

« 1° Le signe de Heryng est positif (sinus obscur) : « les signes de présomption sont multiples (schème + +). « Instituer alors sans autre information le traitement de « la sinusite maxillaire, car celle-ci est certaine :

(1) Lermoyez. *Thérapeutique des maladies des fosses nasales, des sinus de la face et du pharynx nasal*, t. II, 1896, p. 100.

« 2° Le signe de Heryng est positif (sinus éclairé) : « mais les signes de présomption manquent (schème + « —). Faire alors un lavage explorateur :

« 3° Le signe de Heryng est négatif (sinus éclairé) : « mais les signes de présomption font croire à une sinu- « site maxillaire (schème — +). Faire encore un lavage « explorateur pour lever les doutes :

« 4° Le signe de Heryng est négatif : les signes de « présomptions manquent (schème — —). Inutile d'ou- « vrir le sinus maxillaire qui est certainement sain. »

En 1897, M. le Dr Escat, de Toulouse, ayant reconnu que dans bien des cas ce genre d'éclairage ne rendait pas les services qu'on en attendait, eut l'idée « d'un éclairage par contact du sinus maxillaire ».

Voici de quelle manière cet auteur s'exprime sur son procédé (1) :

« Dans le diagnostic de l'empyème du sinus maxil- « laire, le signe de Heryng peut être en défaut : des polypes, « des hypertrophies inflammatoires de la muqueuse du « méat moyen, des épaississements périostiques de cette « région, répondant précisément à la paroi nasale du sinus, « la plus translucide de toutes, celle par laquelle les rayons « de Heryng pénètrent le sinus, suffisent pour mettre « obstacle à l'éclairage. L'extrême fréquence de ces lésions, « la difficulté de leur réduction complète m'ont conduit « à rechercher un mode d'éclairage plus direct, l'éclai- « rage par contact du sinus maxillaire. »

---

(1) Escat. *Annales des maladies de l'oreille, du nez et du larynx*, 1897, p. 603.

« J'emploie un lampe bijou de 3. 4 ou 5 volts, in-
« cluse dans une capsule métallique, fixée sur une tige
« rectiligne; l'instrument qui a la forme d'une pipe
« minuscule se fixe sur le manche du galvano-cautère.

« Cette lampe est introduite dans la partie la plus
« reculée de la gouttière gingivo-buccale supérieure (fos-
« sette rétro-maxillaire) répondant à la partie buccale de
« la face postérieure du maxillaire supérieur: l'ouverture
« de la capsule, inclinée vers la face postérieure du
« maxillaire supérieur qui regarde en dehors et en arrière,
« est appliquée sur la muqueuse le plus intimement pos-
« sible : un contact de deux à cinq secondes suffit: j'ai pu
« le maintenir quinze secondes sans incommoder le
« malade.

« L'illumination du sinus est semblable à celle ob-
« tenue par la lampe de Heryng.

« L'éclairage rétro-maxillaire a l'avantage d'être un
« éclairage direct : il est indiqué dans tous les cas où le
« résultat de l'éclairage de Heryng, éclairage indirect,
« est rendu suspect par la présence de lésions hypertro-
« phiques du méat moyen. »

Dans une série d'observations portant sur 23 cas de sinusite suspecte, M. Escat (1) a employé simultanément comme moyen de diagnostic l'éclairage de Héryng, l'éclairage par contact et la ponction ou la trépanation, afin de vérifier la valeur de son procédé.

---

(1) Résumé d'une communication personnelle due à l'obligeance de M. le Dr Escat.

Voici les résultats obtenus :

Sur ces 23 cas, 13 ont été contrôlés ultérieurement par la ponction ou la trépanation.

Sur ces 13 cas, 12 ont été révélés à la fois par l'éclairage de Héryng et par l'éclairage direct.

Un seul cas n'a été révélé par aucun point d'éclairage.

Ce fait concernant une femme de 23 ans reste inexplicable.

D'autre part, sur 10 cas dans lesquels l'absence d'empyème a été prouvée soit par une ponction ou une trépanation blanches, soit par la marche de la maladie, l'éclairage de Héryng a été 8 fois positif, c'est-à-dire 8 fois en désaccord avec la ponction et 2 fois négatif, c'est-à-dire en accord avec elle.

L'éclairage par contact a été 9 fois négatif en accord avec la ponction, 1 fois positif en désaccord avec elle.

L'éclairage par le procédé de M. Escat n'est donc pas destiné à remplacer l'éclairage classique de Héryng. Il a uniquement pour but de le contrôler dans les cas où celui-ci donne un résultat positif, c'est-à-dire lorsque pendant l'éclairage de Héryng le sinus suspecté reste obscur.

Cette obscurité, en effet, peut être provoquée par l'épaississement inflammatoire de la paroi nasale du sinus ou la présence de polypes dans le méat moyen, alors que le sinus est vide.

La lampe de M. Escat éclaire directement le sinus, sans que ses rayons soient obligés de traverser au préalable la fosse nasale correspondante, comme dans l'éclairage de Héryng.

Malgré tous les avantages que présentent ces deux

appareils pour le diagnostic des abcès du sinus, ils ne sont pas encore susceptibles de nous donner des indications complètement exactes.

Nous en arrivons donc au vrai moyen de diagnostic qui lèvera tous les doutes, et qui nous fera affirmer, sans cause d'erreur possible, l'existence de l'empyème : nous voulons parler de la ponction exploratrice.

Ponction exploratrice. — Suivant l'expression de M. Lermoyez (1), « on ne fait nulle part aujourd'hui une « pleurotomie pour empyème sans s'être préalablement « assuré de la présence du pus dans la plèvre, par une « ponction exploratrice. Notre conduite doit être la même « dans le cas d'empyème du sinus maxillaire ».

Mais par où doit-on aborder le sinus? Les premiers opérateurs qui tentèrent cette ponction exploratrice choisirent la paroi interne de l'antre et y pénétrèrent par le méat inférieur, tel Schmidt.

Ziem choisissait une autre région. Au moyen d'un tour de dentiste, il perforait le sinus par le bord alvéolaire, au niveau de l'espace qui sépare les deux prémolaires, ou entre la deuxième prémolaire et la première grosse molaire. Ensuite il faisait suivre sa ponction d'un lavage explorateur.

Lichtwitz apporta quelques modifications au manuel opératoire du procédé de Ziem. Il pénètre par le méat

---

(1) Lermoyez. Diagnostic des abcès du sinus maxillaire, in *Semaine médicale*, 1893, p. 47.

inférieur, perforant la cloison interne du sinus en un point éloigné de 4 centimètres de l'épine nasale antérieure. Au préalable, afin d'éviter toute douleur, il a soin d'anesthésier la muqueuse. Puis, enfonçant dans l'orifice ainsi crée un trocart à la canule duquel il adapte une seringue chargée d'un liquide aseptique, il pousse une injection dans le sinus. Le liquide ressort dans les fosses nasales par l'ostium maxillaire.

Ce procédé n'est point exempt de toute critique. Nous avons vu que souvent l'ostium est oblitéré soit par la présence de polypes, soit par le repli hypertrophique de Kaufmann. Dans ces cas, comment le liquide injecté pourra-t-il ressortir par les fosses nasales? Il serait bon avant de tenter cette ponction de s'assurer de la perméabilité de cet orifice.

Capdepont (1), dans sa thèse, cite le procédé de M. Cruet, qui place le siège de sa ponction dans la fosse canine :

« Pour trouver ce point, on procède de la façon suivante: on suit la ligne de séparation située entre la « deuxième prémolaire et la première grosse molaire, on « remonte en suivant avec le doigt jusqu'à la dépression « située en avant des racines de la première grosse molaire, en un point situé à un centimètre et demi environ « du rebord orbitaire, c'est là que doit être pratiquée la « ponction. Pour l'effectuer, le plus simple est de se « servir d'un foret américain, et d'introduire ensuite dans

(1) Capdepont. *Thèse*, Paris, 1894. Empyème du sinus maxillaire, p. 58.

« la perforation la canule d'une seringue chargée. Le « liquide qui ressort par le nez est ensuite examiné dans « le but de savoir s'il contient du pus. »

M. Lermoyez (2), afin d'éviter les inconvénients que peut présenter l'issue du liquide employé dans le lavage explorateur, a recours à un moyen très ingénieux qu'il expose lui-même en ces termes : « Avec un trocart courbe, je « ponctionne la paroi externe du méat inférieur, et reti- « rant la tige du trocart, j'adapte à la canule laissée en « place une seringue contenant 4 à 5 grammes d'un « liquide aseptique : je l'injecte lentement dans le sinus, « puis au bout de quelques instants je l'aspire, et je cons- « tate s'il est ou non mélangé de pus.

« Grâce à ce petit artifice, que bien d'autres ont dû « employer avant moi, je désobstrue la canule, je fluidifie « le pus, et je fais monter son niveau au-dessus du point « ponctionné. »

---

(1) Lermoyez. *Loc. cit.*, p. 48.

CHAPITRE III

Recherche de la cause des abcès du sinus.

L'abcès du sinus ayant été reconnu par les procédés d'éclairage, par la ponction exploratrice ou par le lavage, il sera intéressant de remonter à la cause qui l'a provoqué : et cela, non dans un but de vaine curiosité mais afin d'instituer un traitement rationnel qui puisse mettre le malade à l'abri de toute récidive.

Des causes générales susceptibles de déterminer les abcès du sinus, nous ne dirons qu'un mot.

La coexistence d'une suppuration de l'antre avec une maladie infectieuse telle que la *grippe* renseignera sur l'origine de l'affection.

Il est des cas où la constatation de *syphilis* chez un malade atteint de rhinorrhée fétide permettra d'instituer un traitement spécifique très efficace.

Au cours de la *tuberculose* il peut y avoir localisation du bacille de Koch dans le sinus maxillaire. Nous citerons à ce propos une observation de M. Gaudier (1), de Lille :

---

(1) Gaudier. Empyème du sinus maxillaire d'origine tuberculeuse, in *Annales des maladies de l'oreille, du nez et du larynx*, 1897, p. 644.

« Les cas de tuberculose primitive du sinus maxil-
« laire sont rares dans la science. Celui que je désire vous
« communiquer concerne un homme de 45 ans, à anté-
« cédents tuberculeux, mais n'ayant lui-même qu'un peu
« d'obscurité respiratoire à droite. Il a souffert d'un
« coryza depuis de nombreuses années puis d'une sinu-
« site maxillaire gauche purulente. Une première inter-
« vention (ponction par l'alvéole de la première molaire
« et lavages) me permet de recueillir du pus contenant le
« bacille tuberculeux. Malgré le traitement, la suppura-
« tion persiste ; je pratique alors l'ouverture du sinus par
« la fosse canine : je fais un curettage qui ramène des
« sequestres et des fongosités, puis j'applique un tam-
« ponnement continué pendant plus de 2 mois.

« A l'heure actuelle il ne reste plus qu'une fistulette
« insignifiante, et il n'y a plus d'écoulement nasal. »

En maintes occasions, l'interrogatoire du malade, fournissant des renseignements sur la porte d'entrée probable de l'infection, pourra, joint aux symptômes que l'on constatera, éclairer notre diagnostic.

Les parois de l'antre, en rapport avec la région faciale, c'est-à-dire parois antérieure et postéro-externe, seront dans le cas de *traumatisme direct* la voie suivie par l'infection qui déterminera au niveau du maxillaire une ostéite suppurée s'étendant jusqu'au sinus. Les exemples de cette nature sont fort rares.

Beaucoup plus fréquents sont les abcès d'origine *nasale et dentaire*. Aussi, ne saurait-on trop insister sur la nécessité, dans le cas d'abcès du sinus, d'explorer avec soin les cavités nasale et buccale.

Une simple *érosion* de la muqueuse nasale infectée secondairement se propage à la muqueuse de l'antre, déterminant une collection purulente de cette cavité.

Un *coryza aigu*, ayant d'abord provoqué, comme cela arrive fréquemment, une inflammation du sinus frontal peut, par l'intermédiaire de celui-ci, envahir secondairement le sinus maxillaire.

Il y a eu des empyèmes consécutifs *au tamponnement des fosses nasales*. M. Gellé en a rapporté un cas en 1893 dans les Archives internationales de laryngologie, d'otologie et de rhinologie.

M. Saint-Hilaire (1) en rapporte deux observations très curieuses.

Observation I.

Le 2 juillet 1895, Mme A..., 52 ans, employée de commerce, albuminurique depuis plusieurs années, est prise pendant un séjour à Marnes, d'une violente épistaxis, pour laquelle deux médecins de la région sont obligés de pratiquer avec la sonde de Belloc le tamponnement antérieur et postérieur de la fosse nasale droite. L'hémorragie s'arrête ; mais deux jours après, la malade a un peu de fièvre, se plaint de violentes douleurs localisées à la région sous-orbitaire droite. Devant ces symptômes, on se décide à enlever le tampon antérieur et on constate que tout écoulement de sang a cessé. Mais une difficulté se présente pour ôter le tampon postérieur ; le fil qui devait servir à le retenir se rompt et nos deux confrères ne pouvant enlever ce tampon réclament mon intervention.

---

(1) Saint-Hilaire. *Archives internationales de laryngologie, d'otologie et de rhinologie*, t. XI, nº 2, p. 145, juin 1898.

Le 5 juillet, je me rends auprès de Mme A... que je trouve extrêmemement affaiblie par l'hémorragie et se plaignant toujours de douleurs dans la tête. Après un examen rapide, je fais asseoir la malade dans un fauteuil et à l'aide d'une pince à végétations adénoïdes, j'ote le tampon sans aucune difficulté. Je constate alors que la fosse nasale droite est remplie de pus d'une odeur fétide, je fais un lavage à l'eau boriquée et ordonne de mettre dans le nez de la vaseline boriquée forte plusieurs fois par jour.

L'hémorragie ne reparait pas. Le 2 octobre suivant, c'est-à-dire 3 mois après, la malade vient me consulter à Paris, se plaignant de moucher abondamment et de sentir constamment une odeur fétide. L'examen que je pratique à ce moment me montre que la muqueuse des fosses nasales ne présente aucune lésion ; je constate seulement qu'il y a dans le méat moyen une assez grande quantité de pus blanchâtre, l'éclairage par transparence révèle une zone obscure sous l'orbite droite, tandis que le côté opposé est fortement éclairé. Le diagnostic d'empyème du sinus maxillaire s'impose. Toutes les dents sont intactes. Je propose à la malade l'ouverture de l'antre d'Highmore. Elle hésite pendant quelques jours, craignant qu'une hémorragie se produise pendant l'opération, mais enfin elle se décide, et le 6 octobre, avec l'aide sed Drs Gilles et Ferrand, j'enlève la deuxième prémolaire et fais l'ouverture du sinus maxillaire. Le premier lavage fait sortir une quantité énorme de pus d'une odeur repoussante. Les suites de l'opération furent normales et, trois jours après, Mme A... put reprendre ses occupations. Une canule avait été introduite dans l'orifice qui faisait communiquer le sinus avec la bouche et chaque jour, la malade faisait des lavages antiseptiques. Au bout d'un mois, la mauvaise odeur avait complètement disparu, la sécrétion était à peu près tarie ; la malade se croyait guérie. Elle ne survécut pas longtemps, néanmoins. Quelque temps après, on la trouva un matin morte dans son lit. Elle avait succombé, m'a dit le Dr Gilles, à une attaque d'apoplexie.

Observation II.

(Du même auteur.)

Mme R..., 39 ans, couturière, a toujours eu une bonne santé, sauf depuis 2 ans, époque à laquelle son mari est mort de tuberculose. Il est probable qu'elle a gagné cette maladie, car, depuis lors, elle est sujette aux bronchites et tousse constamment.

Le 20 février 1898, le matin, en se levant, sans cause apparente, elle est prise d'une violente épistaxis qui dure plusieurs heures. Un médecin appelé en toute hâte fait un lavage du nez avec de l'eau très chaude, et place un morceau d'amadou dans la fosse nasale gauche, l'hémorragie est arrêtée. Le lendemain, on peut enlever sans inconvénient le morceau d'amadou. Il n'y a pas de récidive jusqu'au 3 mars. A ce moment, les règles apparaissent et en même temps une épistaxis très abondante. On appelle un autre médecin qui, ne venant pas à bout de l'hémorragie, pratique le tamponnement complet de la narine gauche : le sang s'arrête, et on laisse le tampon deux jours, pendant lesquels de violentes douleurs de tête se produisent en même temps qu'un œdème de la face du côté gauche. Le tampon est enlevé le 5 mars, l'hémorragie ne se reproduit pas, les douleurs s'atténuent et l'œdème disparait.

Le 9 mars, je vois la malade pour la première fois : elle vient me demander conseil au sujet d'une sécrétion abondante qu'elle rend par le nez et parce qu'elle éprouve de temps en temps des douleurs localisées au côté gauche de la face. La fosse nasale droite est normale : à gauche, on voit à l'entrée de la narine des croûtes et des petits caillots sanguins. Le méat moyen contient du pus en assez grande quantité, l'haleine de la malade est fétide. Les grosses molaires à la mâchoire supérieure ont été enlevées il y a plusieurs années, mais la malade affirme qu'elle n'a jamais remarqué une sécrétion anormale des fosses nasales ; jamais, en outre, l'haleine n'a été fétide comme elle l'est en ce moment.

L'examen par transparence montre une zone obscure très nette au-dessous de l'orbite gauche, alors que le côté droit est fortement éclairé. Je pose le diagnostic d'empyème du sinus maxillaire et propose l'ouverture comme moyen de guérison. La malade à l'heure actuelle n'a pas encore accepté l'opération. Je l'ai revue plusieurs fois depuis et malgré l'introduction dans le nez de pommades antiseptiques la sécrétion n'a pas diminué.

La présence de *polypes dans le méat moyen* a souvent été invoquée comme prédisposant aux infections du sinus. Alexander considère ces polypes comme une hyperplasie inflammatoire résultant de l'action irritante du pus et de la propagation directe de l'inflammation de la muqueuse du sinus à celle du nez.

Les polypes sont à la narine ce que sont partout ailleurs les fongosités molles, grisâtres symptomatiques d'une ostéite (Cours autographié de Frey. école dentaire 1894).

Le diagnostic des *abcès d'origine dentaire* se fera aisément par l'examen de la mâchoire supérieure.

Mais ici plusieurs cas peuvent se présenter : l'abcès peut résulter de l'extraction d'une dent qui détermine une fistule faisant communiquer la bouche avec le sinus. Le contact des aliments avec cette cavité entraîne l'infection de l'antre. Dans sa thèse, M. le Dr Frey (1) cite l'observation d'un empyème du sinus par pénétration d'un corps étranger septique (racine de dent de 6 ans).

X..., sergent au 29e bataillon de chasseurs, arrive à l'hôpital, présentant depuis une huitaine de jours seulement les signes

(1) Frey. *Thèse*. Paris. 1896. Monographie de la dent de six ans, p. 51.

très nets d'un empyème sinusien. Il raconte que trois semaines auparavant, souffrant d'une racine, dernier débri restant de première grosse molaire supérieure gauche, il était allé trouver un dentiste pour la faire extraire. Celui-ci, par malheur, avait laissé la racine mal prise, s'énucléer hors des mors du davier et se perdre dans l'antre d'Highmore. Le médecin-major voulut bien se faire assister de nous pour agrandir l'orifice de pénétration, curetter le sinus, en retirer non sans peine la racine. Pendant 8 semaines, le sinus fut pansé par tamponnement à la gaze iodoformée. La suppuration ayant presque entièrement disparu, X... quitta l'hôpital guéri mais porteur d'un petit drain.

Étant donnés les rapports des dents avec le bord alvéolaire du sinus, l'infection de celles-ci pourra retentir sur cette cavité : la polyarthrite alvéolo-dentaire, provoquera la suppuration de l'autre.

Observation

(In *Thèse* de Frey) (1).

Polyarthrite alvéolo-dentaire, pyorrhee alvéolo-dentaire au niveau de la première grosse molaire supérieure droite, sinusite suppurée consécutive.

M. W..., 67 ans, a perdu par pyorrhée toutes ses dents de la mâchoire inférieure ; en haut l'infection s'est localisée à l'incisive médiane supérieure droite, à la deuxième petite molaire supérieure droite et surtout à la dent de six ans du même côté.

Depuis deux ans au moins, nous dit M. W..., cette dent est de

(1) Frey. *Loc. cit.*, p. 52.

plus en plus branlante, mais ce qui l'amène à nous consulter, c'est un écoulement de pus par la narine droite qui s'est manifesté sans aucun autre symptôme depuis une dizaine de jours.

Les conditions dans lesquelles se produit l'écoulement ne nous laissent aucun doute sur l'origine du pus. Il provient du sinus maxillaire.

La première grosse molaire, si branlante, est immédiatement extraite, pas de sang, mais du pus d'une horrible fétidité, en abondance. Un stylet pénètre dans le sinus par l'alvéole de la racine postéro-externe. L'injection phéniquée ressort par le nez.

Au bout d'une semaine, grâce aux injections antiseptiques, la quantité de pus a notablement diminué. Actuellement la mèche de ouate hydrophile ramène de temps en temps une gouttelette de pus. M. W... porte un petit drain de Luc.

CHAPITRE IV

Recherche des éléments du pronostic.

M. Lermoyez, dans la clinique qu'il fit à l'hôpital Lariboisière en 1893, sur le diagnostic des abcès du sinus, disait : « Il ne suffit pas de reconnaître l'existence d'un abcès du sinus maxillaire, il faut encore en diagnostiquer la nature afin de fournir au malade un pronostic qui ne démente pas l'évolution ultérieure de la maladie ».

Regrettant le peu de moyens dont on dispose pour se guider, cet auteur conseille de faire l'analyse bactériologique du pus. « Nous savons, reprend M. Lermoyez, qu'il existe différents types cliniques d'empyèmes du sinus maxillaire et qu'à divers degrés de ténacité, se montrent des intermédiaires entre la sinusite qui guérit seule en quelques jours et celle qui résiste pendant des années aux traitements les plus rationnels. Les recherches de Weichselbaum, de Prior, de Luc, et Ledoux-Lebart, de Lichtwitz et de Sabrazès nous ont appris d'autre part que la suppuration des sinus pouvait être fonction de plusieurs microbes. Malheureusement, le nombre de cas observés est trop restreint pour qu'il nous soit permis d'établir, comme Netter l'a fait pour la plèvre, un rapport entre la nature microbienne et l'évolution clinique des différentes sinusites. Avec Tissier, il est juste de croire que les sinusites à pneumocoques réclament un traitement plus sérieux : que les sinusites fétides polymicrobiennes sont de toutes les plus tenaces. Malheureusement, ce ne sont là que des suppositions. Nous savons seulement qu'il existe non pas une, mais des sinusites purulentes, comme il existe des méningites, des pleurésies suppurées ; de nouvelles recherches nous apprendront si l'on peut appliquer aux sinus les lois pathogéniques qui régissent les suppurations de la plèvre. »

Si l'examen bactériologique du pus y a décélé l'existence de streptocoques, la gravité de l'affection n'est pas douteuse, étant donnée la marche ordinaire des suppurations streptococciques.

Il est naturel que, dans ce cas, l'on ait cherché à lutter contre les accidents généraux par le sérum antistreptococcique de Marmorek. L'observation suivante en est un curieux exemple : M. Boucheron, à la Société de biologie le 27 février 1897, a fait une communication résumée comme suit dans la *Presse médicale* (1).

Chez une femme de 38 ans, en état de streptococcie de par une leucorrhée à streptocoques très abondante, est survenue depuis quatre semaines une sinusite de l'antre d'Highmore, avec douleurs intenses d'étranglement, locales et irradiées dans la moitié de la tête. Le sinus était clos. Il y avait obscurité de la région du maxillaire supérieur à l'éclairage électrique buccal, de la douleur à la pression dans la fosse canine, un état général déprimé avec

(1) *Presse médicale*, n° 18, 3 mars 1897, p. XCVIII.

amaigrissement par suite de l'insomnie et de l'inanition causées par la violence des douleurs et un peu de fièvre. La première injection hypodermique de 5 centimètres cubes de sérum Marmorek produit une légère détente. La deuxième injection, 3 jours après, amène une grande diminution des douleurs, une troisième injection, 4 jours après, détermine la cessation des douleurs, la disparition des signes locaux, le retour à la transparence du maxillaire à l'éclairage électrique de la bouche et l'amélioration de l'état général : la guérison en un mot, elle s'est maintenue depuis. Il y a eu en même temps suppression de la leucorrhée. Il n'y avait pas de lésion dentaire, ni de rhinite.

M. le Dr Frey a bien voulu nous communiquer l'observation suivante d'une sinusite dans laquelle le pus semble avoir été particulièrement peu virulent.

Sinusite aigüe consécutive a une extraction dentaire et guérie spontanément par l'évacuation du pus dans la fosse nasale.

M. M... se fait enlever une deuxième grosse molaire supérieure droite très cariée. L'extraction est très pénible ; aussi de grands soins d'antisepsie sont-ils pris pour le nettoyage de la plaie et conseillés au malade. Celui-ci pendant 2 jours, n'observant rien de particulier du côté de sa plaie, part en voyage. Dans le courant du 3e jour, M. M..., éprouvant au niveau de son alvéole quelques troubles vagues plutôt énervants que douloureux, agace sa plaie avec une clé qu'il portait dans sa poche. Le soir même, douleur très violente, irradiée à toute la moitié correspondante de la face, inappétence, embarras gastrique. Ces accidents durent 2 jours. Tout à coup, au commencement du 3e jour, M. M... mouche une quantité considérable de pus strié de sang ; il est immédiatement soulagé, la douleur ayant disparu complètement dans le courant de la journée. De retour à Paris, quand M. M... vient nous consulter, l'examen à l'éclairage du sinus indique un antre absolument sain: pas la moindre zone d'ombre, M. M... a cessé complètement de moucher du pus et la guérison s'est absolument maintenue.

La recherche microbiologique lorsqu'elle pourra être faite sera souvent un précieux élément de pronostic : malheureusement cette recherche n'est pas toujours facile dans toutes les occasions.

Un point intéressant dans l'étude des symptômes en vue du pronostic est de savoir s'il y a sinusite à proprement parler ou empyème dans le sinus.

Magitot (1) s'élevait contre le terme impropre d'abcès du sinus : « Existe-t-il des abcès de la vessie? Non : il existe un catarrhe de la vessie et il existe des abcès des parois ou du voisinage de la vessie. De même du sinus : il n'existe pas des abcès du sinus, il existe des abcès des parois ou du voisinage, lesquels s'ouvrent ou non dans le sinus ».

On conçoit donc que si le pus trouvé dans le sinus maxillaire provient du sinus frontal, des fosses nasales ou de l'alvéole, le pronostic ne sera pas le même que s'il résulte de l'ouverture d'un abcès des parois de l'antre.

Une collection purulente siégeant sur la paroi supérieure du sinus, en raison de ses rapports avec l'orbite, fera redouter *les complications* du côté de l'œil. Parmi celles-ci, la plus fréquente est l'*ostéo-périostite du plan-*

---

(1) Magitot. Société de stomatologie. *Revue de stomatologie*, juillet 1893 ; *id.*, août 1894.

cher : elle est d'autant moins grave qu'elle est située plus en avant : dans ce cas le nerf optique, étant éloigné de la partie antérieure du plancher, n'est point susceptible d'être lésé comme il l'est dans le cas d'ostéo-périostite du sommet de l'orbite : mais il peut y avoir œdème palpébral.

Quelquefois l'ostéo-périostite entraîne le *phlegmon orbitaire* qui comporte un pronostic grave au point de vue de l'intégrité de la vision, et qui peut entraîner la mort par phlébite des sinus crâniens.

La *phlébite des veines ophtalmiques* s'observe rarement.

Le phénomène douloureux sous-orbitaire symptôme d'abcès du sinus maxillaire peut revêtir les caractères de véritables névralgies et se compliquer même dans certains cas de *phénomènes convulsifs* dans les muscles de la face.

Les *infections du sinus frontal* par les abcès du sinus maxillaire se traduisent par une céphalalgie intense et des douleurs occupant la racine du nez et la région sus-orbitaire. Nous allons citer une observation, pour montrer que la sinusite frontale consécutive à la sinusite maxillaire n'est pas toujours aussi grave qu'on pourrait le croire.

Observation

(Due à l'obligeance de M. le Dr Frey.)

Sinusites maxillaire et frontale d'origine dentaire : Cessation immédiate des accidents à la suite de l'ouverture du sinus maxillaire.

Mme M. L..., souffre de névralgie hémi-faciale droite, mais surtout péri-orbitaire, entraînant même du larmoiement. Cette névralgie cesse à peu près complètement la nuit pour recommencer le matin à partir de 11 heures environ. L'état général est relativement bon, l'appétit conservé. La névralgie persiste, malgré tous les médicaments anti-névralgiques qu'a pris Mme M. L... *Elle ne mouche pas de pus.* A l'examen par l'éclairage électrique que fait le Dr Laurens, la zone sombre indique la présence de pus non seulement dans le sinus maxillaire, mais encore dans le sinus frontal. Les racines de la deuxième grosse molaire droite sont enlevées et, par la racine palatine, la pénétration dans le sinus amène immédiatement l'écoulement d'un pus assez épais et assez fétide. Le soulagement est pour ainsi dire subit ; et le surlendemain, à l'éclairage électrique, les zones sombres sont redevenues claires. Mme M. L... se fait régulièrement des lavages antiseptiques par la plaie alvéolaire, lavages ressortant par le nez. L'ouverture du sinus fut faite en juillet 1898 ; en octobre, la plaie alvéolo-sinusienne était complètement refermée, et les sinus continuent à être clairs à l'éclairage.

CHAPITRE V

Choix de l'intervention.

Il est évident, de par ce que nous avons vu précédemment, qu'il n'existe pas un seul type d'abcès du sinus, mais que, suivant la cause, l'ancienneté de la maladie et le terrain sur lequel il se développe, l'abcès du sinus pourra revêtir différents degrés de gravité. Par suite, le même traitement n'est pas applicable dans tous les cas, et nous devons chercher à déterminer le choix et l'indication de cette thérapeutique.

Disons tout d'abord qu'il n'existe pas, à proprement parler, de traitement médical de cette affection : c'est un abcès : donc son traitement devra être chirurgical.

Nous n'avons pas à nous occuper ici d'une sinusite qui débute ; nous prenons l'abcès formé. Nous pouvons donc tout de suite éliminer un certain nombre de procédés, trop peu actifs contre une suppuration établie, et qui donnent au pus une issue trop restreinte. Tels sont les lavages des fosses nasales, le lavage du sinus par l'orifice naturel, et même le lavage de ce sinus, par la perforation directe de la paroi interne.

Les moyens qui restent à notre disposition pour ouvrir

plus ou moins largement le sinus, sont : l'ouverture *par le rebord alvéolaire*, l'ouverture *par la fosse canine* ou enfin le drainage *par les fosses nasales*, après trépanation de la fosse canine et curettage du sinus (procédé de M. Luc). Ces trois procédés n'ont pas la même gravité opératoire et la même importance.

L'ouverture *par le rebord alvéolaire* est petite, nécessite le maintien d'une canule spéciale dans l'alvéole, mais permet de fréquents lavages prolongés pendant longtemps. En outre cette ouverture draine le sinus en un point déclive.

La trépanation de la paroi antérieure permet un nettoyage beaucoup plus complet de la cavité. Le drainage se fait en un point rationnel, mais c'est là une opération plus considérable, nécessitant l'anesthésie générale.

Le *procédé de M. Luc* n'est qu'une modification du procédé précédent qui permet un drainage et un nettoyage plus faciles par les fosses nasales.

Dans quels cas devons-nous appliquer ces divers procédés ?

Nous pouvons, avec M. Lermoyez (1), diviser au point de vue du pronostic et par conséquent au point de vue thérapeutique les empyèmes du sinus en trois catégories principales :

1° Empyèmes guérissant en peu de jours après quelques lavages (moins rares qu'on ne pense, dit M. Lermoyez) :

---

(1) Lermoyez. Thérapeutique des maladies des fosses nasales, des sinus de la face et du pharynx nasal, t. II, 1896, p. 119.

2° Empyèmes incurables, condamnant le malade à une fistule permanente ou à des lavages indéfinis (cas fréquents, l'intervention a été trop tardive) ;

3° Empyèmes tenaces, mais curables (forme habituelle).

Dans le premier cas, des lavages suffiront ; mais comment devrons-nous les faire ? Nous avons rejeté le lavage par l'orifice naturel comme insuffisant et souvent impossible ; aussi ordinairement le pratiquerons-nous par l'alvéole.

Deux alternatives peuvent se présenter : il y a une dent cariée ou il n'y en a pas. Dans le premier cas, on enlève la dent suspecte et on procède au lavage par l'orifice de l'alvéole. Dans le second cas, on enlève en général la deuxième prémolaire ou la première molaire et l'on pénètre dans le sinus pour en faire le nettoyage.

A la suite de cette trépanation on maintient dans l'orifice une canule en argent par laquelle le malade pourra faire lui-même des lavages.

Si on se trouve en présence d'empyèmes incurables et d'empyèmes tenaces mais curables, c'est à une ouverture plus large qu'il faudra avoir recours. Par conséquent, nous pratiquerons l'ouverture de la fosse canine puisque nous avons rejeté la trépanation de la paroi interne comme difficile et irrationnelle. Cette trépanation se fera d'ordinaire par une incision du sillon gingivo-génien et labial plutôt que par une incision directe des téguments de la face qui a le tort de laisser une cicatrice disgracieuse.

Après décollement des parties molles et trépanation de la paroi antérieure du sinus, sans lésion du nerf sous-orbitaire, le curettage de la cavité sera facile. Puis le drainage pourra être appliqué soit par le sillon gingivo-génien, soit, suivant le procédé de M. Luc (1), par la fosse nasale (méat inférieur).

Mais nous devons insister sur le traitement ultérieur qui sera long et dont il faut bien prévenir le malade.

Enfin, on devra se servir des renseignements étiologiques qu'on aura pu obtenir pour essayer de lutter contre la cause de cet empyème.

Débarrasser la mâchoire supérieure des dents cariées.

Débarrasser les fosses nasales, des polypes qui s'y trouvent.

Examiner avec soin le sinus frontal et les cellules ethmoïdales, pour lutter contre les suppurations de ces cavités qui ont infecté secondairement le sinus maxillaire.

Nous voyons donc que, en présence d'abcès du sinus diagnostiqué, il faudra s'appliquer à la recherche des causes et des éléments du pronostic, pour pouvoir établir une thérapeutique rationnelle et en rapport avec la gravité de la suppuration.

---

(1) Luc. Procédé de Luc pour le traitement des empyèmes chroniques du sinus maxillaire. *Revue internationale de rhinologie, laryngologie et otologie*, t. XI, n° 2.

CONCLUSIONS

I. — Parmi les nombreux symptômes qui accompagnent les abcès du sinus maxillaire, certains d'entre eux peuvent faire présumer l'affection : aucun ne peut être considéré comme pathognomonique. C'est surtout le groupement de ces divers signes qui nous fera supposer l'affection, et parmi ceux-ci, surtout *l'écoulement de pus unilatéral, intermittent ou non, la douleur sous-orbitaire et la tension douloureuse de la moitié de la face correspondante*.

II. — Lorsque les symptômes fonctionnels et les symptômes physiques, observés sans procédés spéciaux d'examen, auront fait supposer l'abcès, il sera très important de confirmer le diagnostic par un examen plus direct et notamment par *l'éclairage de Héryng et la ponction exploratrice* (méthode de M. Lermoyez).

III. — Il sera utile, surtout au point de vue thérapeutique, de rechercher les causes des abcès, et nous avons vu que, parmi celles-ci, les plus fréquentes sont *la carie dentaire et les infections nasales*.

IV. — Les éléments du pronostic seront tirés :

1° De l'examen du pus, qui n'a pas encore été fait

assez souvent pour que l'on en puisse déduire des conclusions nettes aujourd'hui :

2° De la durée et de la persistance de la suppuration.

3° De la réaction plus ou moins vive à la fois générale et de voisinage :

4° Enfin de l'existence ou non des complications.

V. — Nous voyons donc que, en présence d'un abcès du sinus diagnostiqué, il faudra s'appliquer à rechercher les causes et les éléments du pronostic, pour pouvoir établir une thérapeutique rationnelle et en rapport avec la gravité de la suppuration.

Pour les cas peu graves et peu tenaces, *la trépanation par l'alvéole* suffira, suivie de *lavages* plus ou moins prolongés.

Dans les cas plus sérieux de suppuration intense, c'est *par la paroi antérieure qu'il faudra aborder le sinus*, pour le drainer ensuite, soit par le sillon, soit par le méat inférieur (procédé de M. Luc).

INDEX BIBLIOGRAPHIQUE

Boucheron. — Communication à la *Société de biologie*, 1897, sur le sérum antistreptococcique dans la sinusite maxillaire aiguë.

Bourgois. — Étude anatomique et pathologique du sinus maxillaire dans ses rapports avec les dents. *Thèse*, Lille, 1885.

Cardepont. — Empyème du sinus maxillaire. *Thèse*, Paris, 1894.

Couetoux. — Essai d'une théorie des fonctions des sinus de la face. *Annales des maladies de l'oreille, du nez et du larynx*, 1891.

Dechambre. — *Dictionnaire des Sciences médicales*. Article Sinus maxillaire.

Duval (Mathias). — Traité de physiologie.

Duplay-Reclus. — Traité de chirurgie.

Escat. — Éclairage par contact du sinus maxillaire. *Annales des maladies de l'oreille, du nez et du larynx*, 1897.

Festal. — Veines de l'orbite. *Thèse*, Paris, 1887.

Frankel. — *Berlin. klin. Wochenschrift*, 1887.

Frey. — Monographie de la dent de six ans. *Thèse*, Paris, 1896.
— Cours autographié fait à l'école dentaire, 1894.

Gaudier. — Empyème du sinus maxillaire d'origine tuberculeuse. *Annales des maladies de l'oreille, du nez et du larynx*, 1897.

Hartmann. — *Deutsche medicin. Wochensch.*, 1889, n° 10.

Jeanty. — Empyème latent du sinus maxillaire. *Thèse*, Bordeaux, 1891.

Launay. — Veines jugulaires et artères carotides chez l'homme et chez les animaux supérieurs. *Thèse*, Paris, 1896.

Lermoyez. — Diagnostic des abcès du sinus maxillaire. Leçon clinique faite à l'hôpital Lariboisière. *Semaine médicale*, 1893.

— Thérapeutique des maladies des fosses nasales, des sinus de la face et du pharynx nasal.

Luc. — Les abcès du sinus maxillaire d'après les travaux récents publiés sur la question. Paris, 1890.

— Procédé de Luc pour le traitement des empyèmes chroniques du sinus maxillaire. *Revue internat. de laryngologie, d'otologie et de rhinologie*, 1898.

Magitot. — *Revue de stomatologie*, 1895.

Poirier. — Traité d'anatomie humaine.

Rémy. — *Thèse d'agrégation*, 1876.

Richet. — Traité d'anatomie médico-chirurgicale.

Saint-Hilaire. — Deux cas d'empyème du sinus maxillaire consécutifs au tamponnement des fosses nasales. *Archives internationales de laryngologie, d'otologie et de rhinologie*, 1898.

Salva. — Complications inflammatoires de l'orbite dans les sinusites maxillaires. *Thèse*, Paris, 1895.

Sappey. — Traité d'anatomie descriptive.

Testut. — Traité d'anatomie humaine.

Tillaux. — Traité d'anatomie topographique.

Ziem. — Ueber Bedeutung und Behandlung der Naseneiterungen. *Monatschrift für Ohrenheilkunde*, 1886.

Zuckerkandl. — Anatomie normale et pathologique des fosses nasales et de leurs annexes pneumatiques.

CHARTRES. — IMPRIMERIE DURAND, RUE FULBERT.

www.ingramcontent.com/pod-product-compliance
Lightning Source LLC
LaVergne TN
LVHW020039170826
845678LV00001B/332

* 9 7 8 2 3 2 9 6 9 4 1 8 4 *